DE L'EMPLOI JUDICIEUX DES FOURRAGES.

HYGIÈNE.

DE L'EMPLOI JUDICIEUX DES FOURRAGES

PAR B. DECOSTE,

Médecin-vétérinaire à Sézanne, ancien vétérinaire en premier au 1er régiment de cuirassiers de l'ex-garde, membre correspondant de la Société d'Agriculture, Commerce, Sciences et Arts du département de la Marne, membre du Comice agricole, etc.

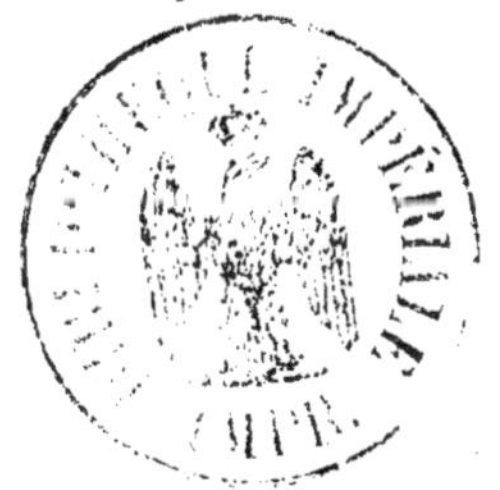

> L'amélioration du bétail est la première des améliorations. Elle amène nécessairement une culture plus productive, en donnant des engrais de meilleure qualité: partant, plus de fourrages, plus de produits en céréales et plus de viande pour la nourriture des populations.
>
> B. D.

L'emploi judicieux des fourrages consiste dans la bonne alimentation, l'ordre dans la distribution de la nourriture aux différents âges et saisons. On ne peut donner à l'animal jeune ce que l'on donne à l'adulte arrivé à son entier développement, non plus qu'à celui dont l'âge avancé réclame de nouveaux soins. Non-seulement les différents âges demandent une alimentation différente en qualité et en quantité, mais les animaux de la même espèce ne s'accommodent point toujours d'un même régime. La machine animale n'est pas également bien constituée, le mécanisme est plus ou moins régulier dans ses différentes fonctions; l'harmonie n'est pas toujours parfaite, et il en résulte des animaux solidement organisés, d'autres faiblement constitués. Vous ne pouvez donc les soumettre indistinctement au même régime sans les exposer à des dérangements, à des maladies ou au moins à de mauvais services. Rappelons-nous toujours cet axiôme : Tant vaut le conducteur, tant vaut le cheval. Nous avons de cette vérité l'exemple le plus frappant dans le troc ou échange : un cheval ne convient pas, il est échangé ; le nouvel acquéreur sait mieux le juger, l'apprécier, et par suite de soins intelligents, ce cheval ne tarde pas à lui rendre de bons et longs services. Si cela devait se passer différemment, les animaux peu favorisés par la nature, deviendraient toujours onéreux pour le propriétaire : heureusement, il n'en est point ainsi.

Ce qui a lieu pour le cheval, s'observe également chez les autres espèces d'animaux domestiques. Que de faits nous pourrions citer à l'appui de ce que nous avançons !

Pour me faire mieux comprendre, je crois utile d'entrer dans quelques développements sur les phénomènes généraux des fonctions digestives.

Phénomènes généraux. — De la digestion chez le cheval. — Les aliments introduits dans la bouche sont divisés, broyés par les dents, pénétrés par les fluides que sécrétent les membranes muqueuses de la bouche, et surtout par la salive, puis rassemblés en bols, et successivement poussés de la bouche vers le pharynx, et par l'œsophage jusque dans l'estomac.

Estomac. — Arrivés successivement dans l'estomac, les aliments s'y accumulent et se mèlent aux fluides secrétés que provoque leur présence. La première ingestion d'aliments fait cesser le sentiment douloureux de la faim ; l'appétit persistant ne disparaît que par la réplétion qui amène la satiété. Cette réplétion est accompagnée d'un léger frisson, causé par l'activité vitale dont l'estomac est le siége, d'engourdissement, souvent de propension au sommeil ; état auquel succède bientôt un sentiment de bien-être général, d'exaltation de forces. A mesure qu'ils arrivent dans l'estomac, les aliments y déterminent la sécrétion d'un fluide particulier (suc gastrique), qui les pénètre. La masse alimentaire y est soumise par intervalles à une pression et à des mouvements en sens opposés, produits par les contractions péristaltiques et antipéristaltiques de l'organe. En général, les aliments sont retenus dans l'estomac plus ou moins longtemps, et y sont transformés en une masse plus ou moins homogène, d'une saveur acide et d'une odeur nauséabonde : c'est ce qu'on nomme chyme. A mesure que la chymification avance, les mouvements de l'estomac deviennent et plus fréquents et plus prononcés Par l'effe de ces mouvements, le pylore (ouverture de l'estomac avec l'intestin), s'ouvre et laisse passer une certaine quantité du contenu de l'estomac, qui s'introduit ainsi, non en masse, maïs par portions fractionnées dans l'intestin.

Intestin grèle. — Toutes les parties du chyme qui n'ont pas été liquéfiées par le suc gastrique, ainsi que celles qui n'étaient pas attaquables par ce suc, toutes les parties fluides qui n'ont pas été absorbées par les parois de l'estomac, passent dans l'intestin. Le fluide intestinal composé des fluides muqueux, biliaire, pancréatique est donc l'agent de la digestion dans l'intestin. Ainsi, c'est dans l'intestin grèle que se passe, sinon la partie essentielle de la digestion, du moins la partie la plus importante. La présence du chyme dans l'intestin y détermine des contractions vermiculaires, qui le font avancer de plus en plus ; mais les nombreuses valvules que présente cette partie du tube intestinal l'y retiennent et empêchent que la progression ne soit trop rapide, multipliant les surfaces de contact et favorisant les modifications de la masse alimentaire, ainsi que l'absorption des parties fluides. Aussi, chez les animaux herbivores, dont les aliments sont chargés de substances ligneuses, réfractaires à la dissolution digestive, l'intestin grèle est-il plus développé que chez les carnivores. Pendant ce trajet, le chyme en se mêlant aux fluides intestinaux, change d'aspect et de nature ; il est plus liquide, plus homogène. Pendant ce travail, il se dégage de la masse alimentaire des gaz qui distendent plus ou moins l'intestin. Vers le tiers inférieur de l'intestin grèle, la masse alimentaire, successivement dépouillée de ses parties assimilables par l'absorption, présente plus de consistance, elle n'est plus formée en grande partie que de substances non digérées et non digestibles, résidu destiné à être expulsé, et qui est poussé vers le gros intestin.

Gros intestin. — Arrivées à la limite de l'intestin grèle, les diverses fractions de la masse alimentaire pénètrent dans le gros intestin *(cœcum)*, à travers la valvule semi-lunaire, qui est toujours libre dans cette partie, mais ne lui permet plus de rétrograder. Le retour est d'autant plus difficile que l'intestin est plus rempli, parce que les lèvres de la valvule sont d'autant plus tendues et pressées. Les matières s'accumulent ainsi dans le cœcum, où, mêlées à une grande quantité de mucosités, elles reprennent un peu plus de liquidité. Poussées par le mouvement péristaltique des diverses parties du gros intestin, les matières ne le parcourent que lentement ; l'absorption y prend les parties fluides qui sont en contact avec les surfaces ; elles acquièrent de la consistance, une couleur plus foncée, une odeur particulière ; elles forment une sorte de magma homogène, composée des parties résistantes, d'une portion des humeurs sécrétées par le tube digestif, et d'une plus ou moins grande quantité de parties alibiles des aliments qui n'ont point été dissoutes ou absorbées, soit qu'il y ait un excès d'alimentation, soit que la digestion ait été imparfaite. Il se trouve aussi des parties réfractaires au suc digestif, telles que graines entières, des fourrages à tiges dures, grossières, etc. Les matières s'accumulent dans le rectum, et y sont retenues par le sphincter de cet intestin ; puis, à certains intervalles, le besoin d'expulsion de ces matières se fait sentir, et elles sont rejetées par l'acte de la défécation.

Ordre de digestibilité des substances alimentaires. — Le temps que met la digestion à s'accomplir diffère, non-seulement suivant la nature, des aliments, mais encore suivant la disposition des animaux. Les aliments liquides sont en général digérés plus rapidement que les solides. Pour ces derniers, ils sont d'autant plus facilement et plus rapidement digérés, qu'ils ont été soumis à une mastication plus parfaite. Voici en général, l'ordre de digestibilité des substances : le grain cuit, cassé ; le gros son mouillé, frisé ; les soupes en racines mélangées aux farineux, les résidus de betterave, la drèche des brasseurs, les racines coupées, les différents fourrages verts donnés en un degré convenable de maturité, les fourrages secs coupés à l'époque convenable, c'est-à-dire avant une maturité trop complète, qui les rendrait durs et plus rebelles à la mastication ; mais avant ces derniers, comptons encore les différents fourrages et pailles coupés, trempés, fermentés et mélangés de graines cassées, cuites ou de farineux, etc. Les graines non cassées, non broyées ou mal triturées par les dents des animaux, ne sont pas toujours attaquées par les sucs gastriques. Aussi, ces graines traversent très-souvent le tube digestif, sans avoir subi d'autre altération qu'un commencement de fermentation.

Phénomènes généraux.— De la digestion chez les ruminants. — Dans les ruminants, (le bœuf, le mouton, la chèvre, etc.,) l'appareil digestif est composé de quatre estomacs : le premier, appelé rumen (la panse) ; le deuxième, le réseau (le bonnet) ; le troisième, le feuillet ou psautier ; le quatrième, la caillette.

Le premier de ces estomacs est d'un volume très-considérable, il occupe environ les trois quarts du ventre. Il reçoit et contient les substances qui y sont poussées avec énergie par l'action de l'œsophage, et dont les plus fibreuses sont ramenées dans la bouche, où elles subissent une mastication plus complète. Ce premier estomac est l'agent essentiel de la rumination, il retient les substances qui ont besoin d'être rebroyées, tandis que les autres plus fluides passent dans le réseau.

Celui-ci (le 2e) est beaucoup plus petit, arrondi ; il ne contient que les substances fluidifiées, mais dont une partie a besoin d'être élaborée de nouveau par le feuillet qui a la facilité de retenir les matières fibreuses, de les saisir, de les attirer entre ses lames.

Le feuillet sert de réservoir aux aliments fibreux, qui subissent dans cet organe les derniers changements qui leur sont nécessaires pour être digérés entièrement. Il retient les matières fibreuses qui n'ont pas été suffisamment mâchées, il les pénètre d'un liquide qui en change la nature, et les rend mieux préparées à la chymification.

La caillette ou dernier estomac est plus allongé, pourvu intérieurement de lames plus ou moins grandes. C'est la source du suc gastrique, et par conséquent l'agent principal de la chymification.

Les ruminants pressés par la faim mangent avec voracité, ils ne font que couper et tordre les aliments, et les avalent goulument ; ils remplissent ainsi le premier estomac de substances imparfaitement divisées. Ayant pris une suffisante quantité de nourriture, le rumen (la panse) se trouve distendu, rempli d'aliments non mâchés ; presque toutes ces substances amoncelées. reviennent dans la bouche pour y subir une nouvelle mastication dont elles ont besoin pour passer dans les autres estomacs, et se transformer à l'état de chyme.

Chaque fois que l'animal veut ruminer, il éprouve une sorte

d'assoupissement ; après une inspiration et une expiration, il allonge le cou et fait remonter par l'œsophage un bol alimentaire qui va dans la bouche, et la mastication se prolonge plus ou moins de temps, suivant que les aliments sont plus ou moins difficiles à broyer. Cette première déglutition terminée, est suivie d'autres qui se passent comme la première, jusqu'à ce que la rumination cesse.

La rumination peut être interrompue par la frayeur, par le besoin de boire, les travaux forcés, un malaise. La suppression de la rumination est un signe de trouble dans l'harmonie des fonctions de la machine animale.

Chez les jeunes animaux, le lait n'ayant pas besoin d'être ruminé, pénètre directement dans les autres estomacs.

Dans l'intestin, la digestion se passe comme dans les autres animaux domestiques herbivores.

Des principaux tempéraments chez le cheval. — Chez tout animal, les fonctions ont pour base et pour agent le fluide sanguin, le fluide lymphatique et la substance nerveuse ; ce qui détermine en lui trois causes diverses de tempéraments qui sont rarement équilibrées ; il arrive souvent, au contraire, que l'une de ces deux bases l'emporte sur les autres, ou deux d'entre elles sur la troisième ; d'où trois principaux tempéraments : le tempérament sanguin, le tempérament lymphatique et le tempérament nerveux, dont nous allons exposer les caractères les plus saillants chez le cheval.

Tempérament sanguin. — Le premier, le tempérament sanguin, appartient aux animaux chez lesquels les fonctions sanguines dominent les autres. Il résulte de l'abondance qui accompagne la distribution du fluide nourricier et réparateur dans les organes, et de la facilité avec laquelle ce fluide est susceptible de se reproduire. Il est favorisé par un appareil digestif actif, capable, à l'état de santé, d'élaborer en peu de temps les éléments nutritifs des substances alimentaires ; par des organes de la respiration volumineux, fonctionnant avec liberté. Sous son influence les tissus sont fermes, denses et serrés, les muscles saillants, bien dessinés ; les os sont denses ; la peau est fine, souple ; les poils sont fins, les crins soyeux, les vaisseaux apparents, volumineux ; l'œil est vif, animé, brillant, bien ouvert. Tous les organes abondamment imprégnés de sang, acquièrent une force et une résistance qui résultent de l'abondance et de la qualité des éléments de nutrition qu'ils reçoivent, et de la facilité qu'ils éprouvent à réparer promptement et amplement leurs pertes.

Le tempérament sanguin peut exister, sans les qualités qui l'accompagnent ordinairement, chez les jeunes chevaux nourris avec des fourrages grossiers, sans sucs, qui ne contiennent pas les éléments nécessaires à l'élaboration du bon chyle; également chez ceux dont l'appareil digestif ne fonctionne qu'imparfaitement, par suite d'altération insensible résultant de fatigues, de la présence dans leurs intestins de parasites (vers intestinaux), qui absorbent l'élément nutritif au fur et à mesure de sa secrétion par les forces digestives. Sous l'influence de ces causes, le sang peut être abondant, mais il est peu coloré, peu nutritif. impropre à la réparation des organes; les animaux paraissent mous, peu résistants; mais si le régime devient nutritif, si l'on débarrasse les organes digestifs qui les altèrent, si par des moyens hygiéniques convenables, on rétablit ces organes fatigués par le régime vicieux, insuffisant ou de mauvaise qualité, auquel ils ont été soumis, l'animal ne tarde pas à reprendre le caractère de son tempérament, à recouvrer sa vigueur, son énergie et sa résistance. Il n'est pas rare de voir des chevaux médiocres, devenir excellents, par suite de soins mieux appropriés à leur état de santé.

Le tempérament sanguin favorise le développement des belles formes, c'est le seul qui les rende stables, susceptibles de mieux se reproduire par la génération, et de se mieux conserver. Combien voit-on de chevaux sanguins de mauvais pays, aux formes grossières, prendre des formes distinguées quand on les soumet à un régime convenable! Les formes se dessinent, le poil devient clair, lustré, la peau prend de la finesse et de la souplesse, l'encolure, de l'épaisseur et de la fermeté. Ce retour à des conditions meilleures est souvent très-rapide, et leur conservation est proportionnée à la durée du régime qui l'a favorisé. C'est ainsi que des poulains des Ardennes nourris en Champagne, et des poulains du nord de la France, transportés dans les riches pâturages de la Normandie, changent de forme, et ces derniers sont vendus pour des chevaux normands ou percherons.

Le cheval d'un tempérament sanguin est le seul qui convienne à un travail soutenu. Si le tempérament sanguin favorise le développement des belles formes, il caractérise aussi les meilleurs chevaux de service ; s'il permet aux animaux l'exercice pénible et soutenu, il est le seul qui convienne aux reproducteurs de toutes races, pour les améliorer promptement et rendre leur caractère stable ; mais pour les reproduire et les conserver purs, il est indispensable de prendre pour types des mâles et des femelles qui le possèdent bien développé, et de les nourrir avec des aliments nutritifs.

Tempérament lymphatique. — Les caractères du tempérament lymphatique sont opposés à ceux qui caractérisent le tempérament sanguin. Les animaux lymphatiques ont le sang moins riche, le cœur et les vaisseaux sanguins sont moins développés ; le canal intestinal est souvent l'appareil le plus important, en ce sens que sur lui s'exercent de préférence les forces vitales, et malgré cette vitalité, il n'absorbe qu'une partie des principes nutritifs. Chez ces animaux, le système de l'absorption et de la circulation lymphatiques est très-développé ; la lymphe, très-abondante, mélangée au sang en grande quantité, est transportée dans les organes, dont elle imprègne les tissus, et les rend peu résistants.

Les animaux lymphatiques ont ordinairement la peau épaisse, le tissu cellulaire lâche et abondant ; les muscles sont mous, flasques ; les formes empâtées, les crins abondants et gros, les sabots forts ; tels sont en général les principaux signes extérieurs.

Les organes sont sans énergie durable ; incapables de soutenir des efforts de vitesse, ces animaux ne sont propres qu'au service du pas, où souvent le poids de leur corps vient remplacer la force qui leur manque. S'ils sont soumis à un service léger, ils peuvent montrer un peu de vigueur au début de leur course ; après quelque temps d'exercice, ils deviennent mous et sont dans l'impossibilité de courir plus longtemps.

Si l'on rencontre le tempérament sanguin sous des formes empâtées et la peau épaisse, il n'est pas rare non plus de rencontrer, sous la peau fine et les formes sèches, le tempérament lymphatique. C'est ce que l'on remarque chez quelques chevaux de race qui ont dégénéré par suite de mauvais accouplements et d'un mauvais régime.

Ces chevaux peuvent aussi faire un service de trait léger, mais ils sont incapables de soutenir un service continu ; ils ne valent jamais les chevaux sanguins, jamais ils n'ont leur résistance et leur force.

Tempérament nerveux. — Le tempérament nerveux résulte de la prédominance d'action du système nerveux sur les fonctions sanguine et lymphatique. La puissance du système nerveux prête à tous les organes une force, une résistance, une énergie dont ne peut souvent rendre compte le peu de développement des animaux qui offrent ce caractère.

Le tempérament nerveux est rare dans nos localités, on le rencontre quelquefois chez des juments irascibles, vicieuses, chez les chevaux de montagne. Ces animaux robustes, habitués dès le jeune âge à un régime sec, peu abondant, mais très-succulent, excitant, rompus aux exercices fatigants, aux intempéries atmosphériques, si sensibles dans les pays montagneux, ont une force et une résistance très-grandes. Ces chevaux, le plus souvent de petite taille, doivent leur force et leur énergie à l'influence du système nerveux, et leur résistance à la qualité réparatrice de leur sang, qualité que favorisent les fonctions de digestion et d'assimilation rendues parfaites par la sobriété et l'usage d'aliments très-nutritifs.

Les chevaux de tempérament nerveux ont les formes dures, sèches ; les mouvements brusques, saccadés, principalement quand un excitant quelconque éveille leur sensibilité. Les contractions énergiques de leurs muscles suffisent encore à les faire reconnaître.

Ces chevaux sont très-forts, très-vigoureux, très-résistants ; ils durent très-longtemps et rendent d'excellents services. Souvent ils sont indociles, impatients ; il faut les mener avec douceur, ne jamais les contraindre par des moyens violents.

De ces trois principaux tempéraments dérivent des variétés résultant des combinaisons que forment en proportions diverses, les bases sur lesquelles ils reposent. Ainsi, lorsque les fonctions sanguine et lymphatique seront en équilibre dans le même sujet, le tempérament sera sanguin-lymphatique ; sanguin-nerveux, lymphatique-nerveux selon que les fonctions sanguine ou lymphatique accompagneront la fonction nerveuse, etc.

Considérations générales sur l'emploi judicieux des substances alimentaires chez les grands animaux domestiques. — Si l'on ne peut espérer de changer entièrement le tempérament d'un animal adulte, il n'en sera pas de même du jeune sujet. Le propriétaire devra donc étudier avec soin son tempérament, afin d'obtenir, avec l'aide de soins hygiéniques bien appropriés, une augmentation de l'action des fonctions vitales sur un organe ou une série d'organes, développer, par exemple, chez le jeune cheval, le système musculaire et nerveux par des exercices employés avec art, comme on emploie la gymnastique pour les enfants. Dans le jeune âge, alors que les organes prennent leur accroissement, il est quelquefois possible, par un régime bien administré et des soins appropriés, de développer telle ou telle fonction, principalement quand l'animal possède des dispositions. On développe les organes qui exécutent ou concourent à exécuter cette fonction.

Les Anglais l'ont prouvé et leurs expériences ont eu pour base l'observation de la nature : modifier l'action d'une fonction par le régime, développer le système adipeux (la graisse) le système musculaire, diminuer le volume des os, augmenter leur densité sans changer l'état normal. Le grand mérite de nos voisins, c'est le soin apporté à certaines modifications dans l'animal qui doit être livré à la consommation. Ce sont les cornes, la tête, le cou, les os, le cuir, jusqu'à l'appareil digestif, qu'on s'efforce d'amoindrir à cause de leur peu de valeur relative, tandis que les parties qui forment les muscles (la chair) les plus appréciés, les plus nutritifs, sont au contraire exagérés avec une large et judicieuse application.

C'est au régime varié, modifié selon les différents âges et saisons, les races, les tempéraments, que l'on doit ces améliorations. C'est en effet par la bonne alimentation que l'on peut améliorer les races des animaux domestiques : que l'on transporte du nord au midi un poulain âgé de quinze mois à deux ans, dont les formes soient lourdes, peu gracieuses, le ventre gros et les extrémités grêles ; on verra son ventre diminuer, son système osseux se développer, ses formes enfin participer à l'amélioration générale dont il est le sujet. Aussi nous redirons : tels fourrages, tels bestiaux ; c'est-là sans contredit la loi de solidarité qui subordonne généralement l'amélioration des animaux domestiques à l'amélioration du sol.

Il était indispensable, pour bien apprécier la machine animale, d'en connaître les principaux rouages et leurs principales fonctions. C'est pourquoi nous avons exposé avec quelque étendue les organes et les fonctions de la digestion, ainsi que les principaux tempéraments chez les animaux domestiques. Cela explique les différences dans les résultats obtenus chez des animaux de même espèce, soumis par conséquent aux mêmes lois naturelles, mais non aux mêmes conditions de régime ou d'hygiène. Cet exposé doit nous mettre sur la voie d'une amélioration d'autant plus désirable que, sur d'autres branches, des progrès ont été réalisés.

Le cheval, par exemple, sur lequel tant de personnes raisonnent, ne nous paraît pas compris ; on semble ignorer les ressources qu'on a le droit d'en attendre comme d'une machine admirablement perfectionnée, lorsque des soins intelligents et soutenus en ont fait disparaître les défauts, lorsqu'elle n'était encore qu'une ébauche grossière remise aux mains de l'ouvrier qui doit la polir et l'employer.

Pour le vulgaire, un être vivant est un tout qui naît, se développe, se reproduit et meurt ; il ne cherche pas à remonter aux causes qui entravent ou favorisent ces différentes évolutions de l'animal ; mais l'homme réfléchi, qui veut se rendre compte des phénomènes qui se passent sous nos yeux, découvre dans le sujet qu'il analyse une véritable manufacture de produits de tout ordre, fabriqués par des appareils d'une perfection telle qu'ils n'ont rien qui puisse leur être comparé. Un animal est donc une fabrique vivante, qui extrait du fourrage, du grain, non seulement tous les produits indispensables à l'entretien de la vie et à sa transmission, mais encore ceux que nous nous approprions à ses dépens et qu'il nous est impossible de fabriquer. En effet, quel manufacturier obtiendrait d'une botte de foin et d'une mesure de grain, de la viande, des graisses, des os, des cuirs, des laines, etc. ?

L'intégrité et la bonne disposition des différents appareils employés par la machine animée, ont la plus grande influence sur la bonne ou mauvaise fabrication des produits que nous en attendons. C'est-là le point essentiel à connaître pour déterminer la valeur des animaux, ou plutôt celle de leurs appareils de fabrication de toute nature, afin de les modifier selon les circonstances.

S'il est essentiel qu'un fabricant connaisse la nature de tous les appareils employés dans son établissement pour être assuré que tous fonctionnent avec bénéfice, le cultivateur qui se livre à l'industrie, à l'exploitation des machines animées, peut-il en ignorer les principales conditions d'organisation et de fonctions, et méconnaître les causes de sa richesse ou de sa ruine, de ses succès ou de ses revers ? Peut-il hasarder ses capitaux, dépenser son activité et sa vie en pure perte pour n'avoir pas connu une partie essentielle de son état, soit pour son compte, soit pour le compte d'autrui? C'est cependant ce que nous voyons tous les jours sans en apprécier souvent la cause.

Alimentation et régime du cheval. — Pour que le cheval puisse développer et soutenir sa force au travail, il faut de toute nécessité qu'il ait une nourriture dont la quantité et principalement la qualité soient en rapport avec les exigences de son service. L'abondance ou la parcimonie de la nourriture peuvent modifier les qualités apparentes du cheval, sans toutefois changer entièrement les aptitudes elles-mêmes; seulement, ces dernières sont exagérées ou paralysées momentanément, et ne reviennent à leur degré normal que l'orsqu'on a su approprier le régime au tempérament du cheval.

Dans le jeune âge, alors que les organes n'ont pas acquis leur complet développement, les aliments succulents peuvent améliorer le tempérament; mais quand les organes ont acquis leur volume, quand l'animal est entièrement formé, l'excès d'aliments succulents peut amener la pléthore (la replétion), qui est une des dernières limites de l'état de santé.

La bonne qualité du sang n'est pas toujours en rapport avec la qualité et la quantité de la nourriture; elle dépend le plus souvent de la disposition des organes digestifs, de leur intégrité et de la perfection des organes de l'assimilation. Or, il est un axiome généralement connu : on ne vit pas de ce que l'on mange, mais bien de ce que l'on digère. L'assimilation est d'autant plus parfaite, que les organes de la digestion sont moins pleins, moins chargés d'aliments; mais il faut que ces aliments soient pourvus de principes nourriciers abondants. Combien voit-on, dans les campagnes, de chevaux appartenant à des cultivateurs peu aisés, qui récoltent peu, et souvent des fourrages issus de sols médiocres, mais qu'ils ont soin de bien rentrer, avoir un sang riche avec un état voisin de la maigreur, les formes saillantes et pleines de vigueur! Il est vrai qu'à côté d'eux il s'en trouve beaucoup d'autres, qui n'obtiennent que des résultats beaucoup moins satisfaisants. Ils ne soignent pas aussi bien leur fanage; leurs fourrages, rentrés dans de mauvaises conditions, sont distribués aux animaux en plus grande quantité afin de compenser le défaut de qualité; mais il n'en est rien : une pareille nourriture appauvrit et fatigue la machine animale, la prédispose à une foule d'affections graves, principalement à l'anémie qui, depuis quelques années, fait périr un si grand nombre de chevaux. Ce qui prouve quels soins on doit apporter à rentrer et à ne servir aux animaux que des aliments en bon état.

L'alimentation indispensable au cheval, celle qui seule est capable d'augmenter la qualité du sang, de développer et entretenir le système sanguin et musculaire, donner à la machine animale de la force, de la vigueur et de la résistance, c'est le grain, et j'ajouterai le grain des graminées, qui contient du gluten et favorise la fermentation du sang fibro-ferrugineux. Le grain des légumineux convient mieux aux animaux soumis à l'engrais. L'avoine, par la quantité des principes nutritifs qu'elle contient et la propriété excitante qu'elle doit aux parties résineuses et aromatiques renfermées dans son écorce, est un des aliments les plus importants pour le cheval C'est, dit-on, dans le coffre à avoine qu'est le secret du cheval. Il est donc du plus grand intérêt de veiller à ce qu'elle réunisse toutes les qualités qui en rendent l'usage avantageux.

Le bon fourrage est aussi utile aux chevaux, et surtout à ceux qui font un travail continu et au pas. Il est moins nutritif que le grain, remplit le cheval, ralentit la digestion et permet de distancer les repas.

Le fourrage agit sur le cheval différemment, selon qu'il est naturel, c'est-à-dire provenant de prairies non cultivées, ou qu'il provient de prairies artificielles, cultivées, fumées et amendées.

Le foin naturel provenant de prairies non marécageuses, d'un sol de bonne nature, pas trop irriguées, contient sous un faible volume beaucoup d'éléments nutritifs et condimenteux ; aussi agit-il relativement comme le grain, en favorisant la formation d'un sang riche, d'une graisse dure, serrée, peu abondante, et le développement du système musculaire. Composé de plantes variées dont quelques-unes sont odorantes, excitantes, vermifuges, toniques, apéritives, il est de facile digestion et rassasie promptement le cheval.

Le foin artificiel qu'on développe par une bonne culture et à force d'engrais ; les fourrages, tels que sainfoin, luzerne, trèfle, lupuline ou minette, etc., contiennent, sous un même volume, moins de principes excitants et nutritifs. Les plantes naturellement aromatiques, toniques, excitantes, qu'il peut contenir, sont plus fades et n'ont pas la même vertu. Les animaux en consomment de grandes quantités et ne sont pas aussi bien rassasiés ;

ces fourrages produisent même dans le canal digestif une légère irritation, due au travail auquel cet organe est obligé pour digérer ces substances, et les matières fécales sont expulsées en grosses pelotes molles, qui témoignent d'une légère purgation. Les fourrages artificiels sont aux fourrages naturels, pour le cheval, ce qu'est, pour l'homme, la viande bouillie à la viande rôtie : cette dernière, pourvue de tous ses sucs, très-substantielle, amène promptement la satiété. On est donc obligé, quand on alimente les chevaux avec les fourrages artificiels, de leur en donner une certaine quantité pour les nourrir, et cela est si vrai, que nous voyons tous les jours des chevaux manger de vingt-cinq à trente-cinq livres de fourrage artificiel en un jour. Ces quantités de fourrage si considérables fatiguent l'estomac et les intestins, rendent la digestion pénible et déterminent souvent des maladies de ces organes, dont ils émoussent la sensibilité organique, et produisent un malaise dont il n'est pas toujours aisé de se rendre compte.

Il y a un grand principe, une loi qui régit l'alimentation : c'est la variété et le mélange des substances alimentaires ; le fourrage doit fournir au sang les propriétés réparatrices, il ne peut contenir ces principes, que par le fourrage donné comme aliment. Les fourrages qui consistent exclusivement en légumineuses, luzerne, trèfle, etc., etc., donnent au sang de l'albumine en abondance, mais peu ou point de fibrine végétale ou gluten, que les graminées contiennent en plus grande quantité ; or, le cheval n'a pas seulement besoin d'albumine, la fibrine lui est indispensable également. L'alimentation par les fourrages artificiels exclusivement, par les légumineuses, serait incomplète et deviendrait cause de la maladie si commune aujourd'hui, causée par la diminution des globules et l'augmentation de la quantité d'eau qu'offre le sang des animaux anémiques. Il est bien démontré, aujourd'hui, que la grande élévation du chiffre des globules fonde dans le sang le caractère de la pléthore, comme leur diminution est le fait propre de l'anémie.

Le mode de fanage et les soins qu'on apporte à cette opération influent beaucoup sur la qualité des fourrages. Généralement, on n'y attache pas l'importance qu'elle mérite ; on économise les bras, et on laisse infuser par la rosée des fourrages dont le suc se perd sans compensation. Il est incontestable que le fourrage doit être rentré sec, mais il ne faut pas qu'il soit tellement desséché ou infusé par les pluies, qu'il ait perdu ses sucs, son odeur, presque toutes ses bonnes qualités. Il arrive encore, qu'après avoir été mouillé, on croit le rentrer sec ; mais il ne l'est qu'à la superficie ; l'intérieur de la tige, humide, fermente dans le tas, devient poudreux, se couvre de cryptogames (champignons), et n'est plus qu'un élément malsain. La présence de ces parasites est bien démontrée ; chacun sait qu'ils nuisent à la plante en lui soutirant ses sucs, en les dénaturant et modifiant ses fonctions, que souvent ils les détruisent ; un pareil fourrage, donné aux animaux, occasionne des maladies toujours très-graves ; les épizooties qui ont ravagé des pays entiers n'ont pas eu d'autres causes.

Il faut toujours rechercher dans le fourrage un assemblage de bonnes plantes, la belle couleur, d'un vert particulier, approchant de celui de feuilles mortes ou de vert-olive ; il faut aussi consulter son odeur, car elle témoigne de la qualité intrinsèque du fourrage ; étant produite par les sucs condimenteux, toniques, digestifs, que contient la sève et qui se dissolvent avec facilité sous l'influence de l'humidité, la plante dont ils se dégagent perd, par leur absence, une partie de ses propriétés.

La nourriture doit être en rapport avec l'âge, la race, le sexe, la taille, la constitution, avec le service et les exigences de l'estomac. Si la nourriture en grain et en fourrage est trop abondante, l'animal travaille avec peine, principalement si le service exige une allure vive et soutenue ; il se fatigue promptement ; l'estomac, surchargé, distendu par un volume trop considérable, digère avec peine ; il attire à lui toutes les forces de l'économie pour accomplir sa fonction ; la digestion est forcément incomplète ; les aliments, qui n'ont pu être digérés, agissent sur le canal intestinal à la manière des purgatifs, et si l'animal est soumis ordinairement à ce régime trop abondant, il contracte des affections graves de l'intestin, il est sujet à de fréquentes coliques, il s'use plus promptement, tout en ne faisant qu'un mauvais service.

On ne peut exiger l'emploi simultané d'une même force sur deux points différents et contraires ; ainsi, quand l'estomac est surchargé, toutes les forces vitales, le sang, se portent vers cet organe pour opérer la digestion ; elles ne peuvent alors être employées à des services extérieurs tout le temps que dure cette opération, et l'on voit facilement, qu'à raison de l'excès d'aliments ingurgités, ce temps doit être plus long ; ce qui d'une part fatigue l'animal, et de l'autre, prive de ses services. Ce qui se passe chez l'homme lui-même, selon qu'il a plus ou moins observé les règles de la sobriété, ne diffère point de ce qu'éprouvent les animaux.

Le cheval, celui surtout qui est destiné à une allure vive, doit recevoir une nourriture plus substantielle et plus succulente que volumineuse ou abondante ; alors il digèrera bien, sera toujours prêt à rendre les services qu'on a droit d'en attendre, sera exempt de ces maladies latentes du canal digestif ; il prolongera ses services.

La paille de blé est un très-bon aliment pour le cheval, notamment pour le cheval léger, dont elle devrait être l'unique fourrage ; il est un vieil adage que tout le monde connaît et que personne n'applique : cheval de paille, cheval de bataille. J'entends souvent dire que les chevaux n'aiment pas la paille ; tous les chevaux aiment la paille ; ils préfèrent le fourrage, et cela se conçoit : la paille manque de l'excitant du fourrage ; mais que, pendant plusieurs jours, la ration d'avoine soit accompagnée seulement d'une ration de paille, l'animal s'y habituera bientôt et la mangera avec avidité. Nous savons tous que les pays où les chevaux ont le plus de vigueur sont les contrées où le cheval est nourri exclusivement de paille et de grain.

Si le fourrage artificiel, donné à satiété chez le cheval, occasionne des accidents, il sera bien facile au cultivateur de prévenir ces inconvénients. La raison principale qui en rend l'emploi nuisible est qu'on le donne sans poids ni mesure. Au moment du repas, le conducteur monte au grenier avec des liens de paille ; si cette paille est longue, la botte sera forte ; si elle est courte, il ne se fera pas faute d'ajouter une rallonge de paille, et la botte ne fera qu'y gagner en grosseur ; d'autres fois, c'est le râtelier qui fait la mesure, et plus il s'écarte de la muraille, plus la ration est abondante. Ainsi, on laisse au cheval le soin de régler son repas, et souvent il arrive que ces animaux, les uns à l'envi des autres, mangent démesurément ; leur ventre prend de l'ampleur, ils deviennent lourds, pesants ; leurs déjections sont molles et fréquentes, ils n'apportent que de la mollesse et de la lourdeur dans leur service.

Sachons bien que l'estomac du cheval est petit, eu égard à la grosseur du corps ; qu'il ne peut donc résulter d'une inglutition de fourrages trop abondante, qu'une série d'accidents plus ou moins subits, mais qui peuvent être tels que la mort s'ensuive immédiatement, comme, par exemple, lorsqu'il arrive que l'estomac ou l'intestin se déchire (cas qui, malheureusement, n'est pas très-rare) à la suite de coliques causées par une surcharge d'aliments.

Ce n'est donc pas l'animal qui consomme le plus, mais celui qui digère le mieux, dont on doit attendre les meilleurs services.

Dans les espèces bovine et ovine (ruminants), l'appareil de la digestion, plus ample et particulièrement constitué, leur permet d'avaler une quantité de fourrage plus considérable, sans qu'il en résulte de graves inconvénients. Nous avons, dans l'espèce bovine, des exemples où d'énormes quantités de fourrage ont été consommées en un jour : 30 à 50 kilogr. Ces masses énormes sont reçues dans le premier estomac, la panse ; et lorsque cet organe très-développé est rempli, l'animal, debout ou couché, fait revenir les aliments dans sa bouche, les broie et les fait passer ensuite dans les autres estomacs. Mais remarquons que le bœuf où la vache qui se sont ainsi repus ne travaillent pas ; leur régime de stabulation ou pastoral ne détourne point les forces vitales de l'appareil digestif, dont l'action est appliquée avec succès à réduire en chyme des aliments que leur qualité et surtout leur quantité rendraient funestes au cheval.

Le bœuf ou la vache soumis au travail ne peuvent consommer d'aussi grandes quantités d'aliments, on doit donc y suppléer aussi par la qualité.

D'ailleurs, comment serait-il possible que deux espèces d'animaux, dont la destination naturelle est si différente, ne soient point soumises à des régimes différents? L'une, l'espèce bovine, destinée à fabriquer de la chair, du lait, ne peut être distraite, par le travail, de sa destination que le repos favorise, parce qu'il permet aux appareils de fabrication de fonctionner sans entrave et sans discontinuité ; l'autre, l'espèce chevaline, destinée à mettre ses forces et sa vitesse au service de l'homme, ne peut remplir sa destination qu'autant qu'elle n'en sera pas distraite, empêchée par le travail intérieur qui absorberait ses forces vitales au profit d'un organisme dont on ne peut rien espérer de plus que la conservation de l'individu, sans profit pour le maître.

Si je combats la trop grande quantité de fourrage artificiel donnée aux chevaux, loin de moi la pensée de l'exclure de la nourriture. Nous voulons seulement combattre l'abus qu'on en fait, même de ceux qui sont de meilleure qualité. Encore une fois, appliquons aux animaux ce qui se dit de ceux qui tiennent, de leur raison et de leur intelligence, une supériorité qui les sépare et les élève au-dessus de tous les autres.

Lorsque tous les rimeurs vantent ce jus fameux,
J'aurais mauvaise grâce à faire autrement qu'eux ;
Oui, le vin fortifie, il plaît, il est utile,
Il refait le courage et l'estomac débile ;
Il donne la gaîté, la force à l'ouvrier,
Le génie au rimeur, la valeur au guerrier.
Mais, hélas! dans nos mains, tout bienfait est nuisible!
Le vin est excellent, l'abus en est terrible ;
Que d'êtres dégradés, d'ivrognes crapuleux,
De ce noble présent font un abus honteux (1) !

Administration des fourrages. — Dans un précédent mémoire (2), nous disions : « Ce que doit ambitionner le cultivateur, » c'est d'avoir des champs couverts de fourrages, des étables et » des bergeries pleines de beaux animaux parfaitement entretenus ; » c'est par là que l'on pourra juger de la prospérité d'une exploi- » tation. Ainsi donc, ce que l'administration agricole doit surtout » avoir en vue, ce que le trésor public doit particulièrement en- » visager, c'est l'augmentation des fourrages. »

Par l'emploi judicieux des fourrages, on pourra nourrir, avec la même quantité de produits récoltés, un plus grand nombre d'animaux, qui n'en auront qu'une meilleure santé et rempliront mieux leur destination. Donnez le fourrage aux vaches et aux moutons, la paille et l'avoine aux chevaux. On pourrait ainsi augmenter le nombre des bestiaux pour la consommation du fourrage ; il en résulterait plus d'engrais, plus de produits agricoles, et une plus grande quantité de viande serait livrée à la consommation ; les chevaux auraient une nourriture mieux appropriée à leur organisation, une santé plus en rapport avec les différents services que l'on en exige tous les jours.

Faites botteler les fourrages, rendez-vous compte de la ration que vous donnez. Je pourrais citer bien des cultivateurs qui ne se rendent pas compte de la quantité des fourrages récoltés, prennent

(1) L'art de conserver et de rétablir la santé, ou Préceptes d'Hygiène, etc., par le docteur J.-B. Demonnerct. (Paris, 1841.)

(2) Imprimé dans le compte-rendu des travaux de la Société vétérinaire de la Marne année 1848-1849.

aux greniers jusqu'à ce qu'ils soient à peu près vides, et sont tout surpris de voir qu'il n'y en aura pas assez pour aller jusqu'à la nouvelle récolte, qu'il faut en acheter ou diminuer notablement la ration. Je pourrais citer un cultivateur qui, un mois avant la récolte, n'avait plus de fourrages ; je lui demandai quelle était la quantité de fourrage qu'il pouvait récolter, le nombre des bestiaux à nourrir. Si le fourrage avait été bottelé, donné judicieusement, il aurait pu en avoir encore 3,000 bottes : les chevaux de ce cultivateur étaient malades d'affections intestinales, avec appauvrissement du sang.

J'en connais d'autres qui ont mis à profit nos conseils : les écuries ont été améliorées, la ration de fourrage considérablement diminuée, celle de paille et d'avoine augmentée. Les chevaux ne sont plus gras comme des animaux de boucherie ; ils sont en chair, très-vigoureux, et jouissent d'une santé parfaite.

Nous devons faire remarquer que des fourrages de même nature, rentrés dans les mêmes conditions, peuvent néanmoins différer de qualité, selon la nature des terrains qui les auront produits. Les fourrages artificiels des terres élevées, peu fumées ou pierreuses, calcaires ou siliceuses, contiendront, sous le même volume, plus de principes nutritifs que ceux provenant d'un sol argileux ou fortement engraissé, dont la végétation sera plus forte, les tiges hautes, creuses, difficiles à rentrer, difficiles à conserver. En Champagne, la paille de seigle est remarquable par sa finesse, principalement lorsqu'elle est mélangée aux lentillons ; si nous lui comparons la paille de seigle provenant des sols argileux de la Brie, nous trouvons dans les résultats de leur emploi, que la première donne aux chevaux qui s'en nourrissent une énergie spéciale et commune dans ces localités, tandis que la paille de Brie est insuffisante à l'alimentation du cheval. Il est donc important de reconnaître les qualités d'un fourrage et sa provenance, afin d'en connaître aussi l'emploi judicieux et la bonne administration.

Signalons une autre cause non moins grave qui altère la santé des chevaux et les prédispose à ces affections si communes au printemps. Chez beaucoup de cultivateurs, les travaux d'automne terminés, les chevaux sont mis à la paille, peu ou point d'avoine, quelquefois de mauvais foin. La cessation des travaux les plus rudes autorise un changement de régime, mais il ne faut point brusquer cette transition, et quoiqu'il y ait peu à réparer chez l'animal qui dépense moins dans les travaux auxquels il n'est plus soumis, la persévérance dans ce régime, si différent pendant tout l'hiver, le dispose mal à la reprise des travaux du printemps.

D'un autre côté, le régime de stabulation dans des écuries fermées ou peu aérées soumet les chevaux à un air suffocant, vicié par les émanations animales et celles des fumiers que l'on n'enlève que deux ou trois fois la semaine. Chez ces animaux, les muqueuses, et principalement la conjonctive, offrent une teinte jaunâtre qui témoigne de l'état fâcheux dans lequel se trouve l'organe principal de la respiration, le poumon. Ainsi, résumez : une alimentation insuffisante et de mauvaise qualité, un air vicié, l'atmosphère souvent humide, un repos affaiblissant; que peut-on attendre d'un défaut de soins si absolu, sinon des toux, des jetages et leurs conséquences?

Si encore au début de ces affections, résultat de tant de causes, des soins étaient donnés pour en arrêter le progrès? Mais non ; ce n'est aux yeux du propriétaire qu'un rhume, un reste de gourme, etc. La maladie marche sans être enrayée ; bientôt, tout l'appareil respiratoire participe à l'affection qui, au début, ne s'était prise qu'au conduit aérien, et au lieu de quelques jours d'indisposition, c'est un mois, et quelquefois l'animal finit par succomber par suite de maladie de poitrine.

Tous les ans, les mêmes causes produisent les mêmes effets, sans que la condition des chevaux s'améliore. Puissent ces quelques lignes faire comprendre tout l'avantage de mieux observer les lois hygiéniques! Le mépris de l'hygiène, l'oubli de ses lois, sont seuls cause de pertes trop nombreuses d'animaux (1).

On connaît la réputation des chevaux arabes; nous donnons ici les préceptes dont l'observation justifie cette réputation; ils nous viennent d'Abd-el-Kader lui-même.

Aimez les chevaux, soignez-les;
Ne ménagez pas vos peines.
Par eux l'honneur et par eux la beauté.
Si les chevaux sont abandonnés des hommes,
Je les fais entrer dans ma famille;
Je partage avec eux le pain de mes enfants;

(1) Voir Conseils sur l'Hygiène, mémoire imprimé dans le compte-rendu du Comice agricole (1853).

Mes femmes les vêtissent de leurs voiles
Et se couvrent de leurs couvertures.
Je les mène chaque jour
Sur le champ des aventures,
Et porté par leur course impétueuse,
Je combats les plus vaillants (1).

Des rations. — Nous allons indiquer les rations qui conviennent au cheval de travail. Les chiffres représenteront une quantité moyenne de nourriture donnée au cheval de moyenne taille.

Le cheval de gros trait, de culture, exige pour sa nourriture journalière 7 kilogrammes d'avoine, 5 de fourrage et 8 à 10 kilogrammes de paille qu'il fourragera. On peut ajouter de temps en temps, et principalement pendant la saison des chaleurs, 5 ou 6 litres de son mouillé. Les menus doivent être réservés pour l'hiver, époque où la ration est diminuée, ou donnés pendant les travaux les plus fatigants aux chevaux qui exigent un supplément de nourriture.

Le cheval de trait qui voyage sur les routes a besoin d'une nourriture plus substantielle : 10 à 11 kilogrammes d'avoine, 5 kilogrammes de foin et 5 de paille pour la nuit ; à cette alimentation, on peut ajouter 5 à 6 litres de son mouillé, pendant les chaleurs.

Le cheval de trait léger a besoin d'une nourriture excitante sous un petit volume; son estomac ne doit jamais être surchargé : 6 ou 8 kilogrammes d'avoine, 3 kilogrammes de foin et 15 kilogrammes de paille suffisent pour réparer ses forces.

Cette ration doit nécessairement augmenter d'un quart, même d'un tiers, pour le cheval de trait léger qui aurait à tirer de lourdes charges, pour le cheval de diligence, par exemple. Le cheval ne doit courir qu'une heure après l'achèvement de son repas.

Le cheval lourd, chez lequel la digestion est lente, exige plus de grain et moins de fourrage.

Le cheval qui a les mouvements fréquents, le cheval ardent, chez lequel la digestion est précipitée, souvent incomplète, exige du grain, peu de fourrage, de la paille, des repas légers et fréquents.

(1) Les Chevaux du Sahara, par le général Daumas. Paris 1851. Opinion d'Abd-el-Kader, traduite par M. le baron Boissonnet, chef d'escadron d'artillerie.

Avec un tel régime, on obtiendra d'un cheval sans nature et sans résistance un service qu'on n'aurait osé espérer. En général, le cheval qui travaille et déploie constamment ses forces a besoin de grain pour les réparer; trop de fourrage distend, surcharge l'estomac, rend la digestion pénible et le travail difficile.

NOURRITURE DU CHEVAL DE FERME (1).

Elle se base habituellement sur le foin, l'avoine et la paille. Ainsi, pour un cheval de 500 à 600 kil., poids vivant, on donne :

« Avoine pesant 50 kilogr. l'hectolitre, douze litres par jour, soit 44 hectolitres par an.

» Foin : 8 kilogr.; soit par an 3,000 kilogr.

» Paille, en partie pour litière : 5 kilogr.; soit 1,825 kilogr. par an.

» Soit l'équivalent de 14 kilogr. de foin par tête et par jour et par quintal de poids vivant, 3 kilogr. par jour environ.

» En hiver, on remplace quelquefois une partie de l'avoine et du foin par 5 ou 6 kilogr. de carottes ou par des féverolles. (On doit les concasser et quelquefois les faire tremper.)

» Au printemps, du 15 mai au 15 juin, alors que les travaux se relâchent, on peut aussi mettre les chevaux au vert. La ration journalière et individuelle est alors de 6 litres d'avoine et de 30 à 40 kilogr. de vert (2), d'abord mélangé de paille et de fourrage, puis donné sans mélange; si le repos était absolu, l'avoine serait complètement supprimée, et l'on donnerait un peu de son mouillé. Un mois, six semaines de vert sont très-utiles aux chevaux. Ce régime les rafraîchit.

» Certains chevaux reçoivent par jour jusqu'à 15 et 20 litres d'avoine et 10 à 12 kilogr. de foin ; c'est une nourriture qui ne peut convenir qu'à des chevaux faisant un service de charrois fatigant. »

« Suivant Thaer (3), la ration diurne d'un cheval de taille moyenne, soumis à un travail ordinaire, peut être considérée comme bonne quand elle se compose de :

(1) Principes économiques de la culture améliorante, par Edouard Lecouteux, ancien directeur des cultures de l'Institut agronomique de Versailles, etc. Paris, 1855.

(2) On peut augmenter le vert et le porter jusqu'à 50, 80 et 100 kil., en observant toujours les précautions en usage dans l'administration.

(3) Economie rurale, par J.-B. Boussingault.

» Foin, 3 kilogrammes 74 = foin.............. 3k 74
» Avoine, 4 kilogr. 21, équivalant à foin........ 6 48

Ration de foin.......... 10 22

» Pour les chevaux de roulage qui ne reçoivent que très-peu de foin, Thaer évalue leur ration :

» Avoine, 11 kilogr. 23, équivalant à foin........ 17k 23

» En Angleterre, dans certaines écuries de Spitsfields, chaque cheval reçoit :

» Foin haché,	5 kil.,	équivalant à foin.........	5k	»
» Paille hachée,	1 kil.,	— —	»	25
» Avoine,	5 kil.,	— —	7	69
» Fèves,	50 gr.,	— —	2	17
		» Ration de foin.........	15k	11

» L'administration de la guerre, préoccupée des inconvénients qui résultent pour la santé des chevaux de troupe de fournitures de foin de mauvaise qualité, décide, pour les atténuer, de diminuer la proportion de fourrage et d'augmenter celle d'avoine :

» En garnison,	foin, 4 kil., équivalant à foin.....	4k	»
» Cavalerie de réserve,	avoine, 4 k., — —	6	26
	paille, 5 k., — —	1	27
	» Ration de foin........	10	42
» Cavalerie de ligne,	foin, 3 kil., équivalant à foin...	3	»
	avoine, 4 kil., — — ...	6	15
	paille, 5 kil., — — ...	1	27
	» Ration de foin.........	11	53
» Cavalerie légère,	foin, 3 kil., équivalant à foin...	3	»
	avoine, 3 k. 20, — — ...	5	84
	paille, 5 kil., — — ...	1	27
	» Ration de foin.........	10	11 (1)

» Ration règlementaire en route (2),

» Carabiniers,	foin........................	5	50
	avoine......................	5	60

(1) Boussingault.
(2) Songis-Canard. Fournitures militaires pour la ville de Sézanne. (1856.)

» Cuirassiers, artillerie, train et état-major :

» Foin	5^k 50
» Avoine	5 20

» Dragons, lanciers, chasseurs et hussards :

» Foin	4^k 50
» Avoine	4 80

» Gendarmerie en garnison :

» Foin	5^k »
» Paille	5 »
» Avoine	3 80

Ces différentes rations doivent servir de base à l'alimentation du cheval, soit pendant la période de travail, soit pendant la période de repos. Il est d'autres considérations qu'on ne doit pas oublier : c'est que, pour apprécier exactement au travail les qualités d'un cheval, il est indispensable de savoir l'y diriger, le gouverner, c'est-à-dire le former, le façonner au genre de travaux auxquels on veut l'employer; et lorsque par l'habitude il en a acquis l'aptitude, on n'a plus qu'à le soutenir par un régime approprié à ses besoins et aux exigences de son service. Cette éducation réclame une certaine intelligence et des exercices raisonnés, que le propriétaire seul peut et doit employer tous les jours.

Ces améliorations s'accompliront, nous en avons l'espoir; car rien de bien n'est entièrement perdu. Toute bonne semence porte ses fruits, tôt ou tard, mais enfin ils arrivent.

Moyen de corriger l'insalubrité des fourrages des graines, etc (1). Dans tous les temps, on a remarqué que les fourrages avariés ou mal récoltés exposent les animaux à de graves maladies, soit pendant leur emploi, soit même longtemps après, à moins que les personnes préposées à leur nourriture ne prennent certaines précautions indiquées par l'expérience.

Les maladies qui résultent le plus ordinairement de l'usage des aliments malsains ou insuffisants sont :

1° Les affections de la peau, telles que la gale, la vermine, les eaux aux jambes ;

(1) Extrait de l'Instruction rédigée, le 28 novembre 1853, par une commission de la Société vétérinaire de la Marne.

2° Les affections de poitrine, telles que les toux anciennes, les gourmes malignes, etc.

3° Les affections gastro-intestinales, telles que les indigestions, les coliques, le vertige abdominal, etc.

4° Les altérations du sang, telles que l'anémie, la pourriture des bêtes à laine, les fièvres putrides et charbonneuses, l'avortement, surtout dans les espèces bovine et ovine, et même quelquefois la morve et le farcin.

Il est donc indispensable au cultivateur soigneux de connaître et de distinguer la mauvaise qualité des fourrages, des graines et des racines, et les moyens d'en corriger les effets fâcheux :

Dans les années humides, les fourrages vasés, mal fanés et mal remis, moisis, les pailles rouillées, charbonnées;

L'avoine mal rentrée, peu pesante, odorante ; les racines, principalement les pommes de terre, etc.

Il y a des moyens efficaces d'amoindrir les inconvénients qui, sans leur emploi, résulteraient infailliblement d'un tel état de choses.

Quand les fourrages ont été emmagasinés dans les conditions ci-dessus exprimées, voici ce qu'il est bon de faire :

Les secouer ou les battre, s'il le faut, de manière à les débarrasser autant que possible de la poussière qu'ils contiennent.

Les étendre en couche de trente centimètres (un pied environ) d'épaisseur, sans les serrer ; les asperger d'eau salée et les rouler pour les distribuer aux bestiaux peu de temps après. Il serait préférable, si rien ne s'y opposait, que cette opération fût faite douze ou vingt-quatre heures à l'avance.

L'eau doit être apprêtée avec cinq cents grammes (une livre) de sel gris commun, dissous dans deux seaux d'eau (quinze à vingt litres environ). Cette quantité peut servir à l'aspersion d'un quintal métrique de fourrage, vingt bottes de cinq kilogrammes (dix livres) chacune. Dans tous les cas, il est bon de commencer par une quantité moindre: pour habituer les animaux.

Il y a avantage à mêler les fourrages avariés avec des fourrages ou des pailles de bonne qualité, à la condition, pourtant, que le mélange soit fait exactement.

La mauvaise avoine sera d'abord bien nettoyée et saupoudrée de sel bien écrasé, dans la proportion de soixante grammes (deux onces) pour dix litres d'avoine.

Il y a également utilité incontestable à saler les pommes de terre, après les avoir préalablement triées, nettoyées et purgées de toutes parties malades et les avoir fait cuir convenablement.

Dans ce cas, la dose est de 125 grammes de sel (quatre onces) pour vingt litres (un boisseau) de pommes de terre.

Il est bien entendu que les moyens indiqués plus haut ne peuvent remédier à l'insuffisance, comme nourriture, des fourrages ou des graines récoltés en mauvaise année. En effet, les fourrages, même les mieux récoltés, ne renferment que peu de principes nutritifs; l'avoine n'a pas d'amande, et il convient d'ajouter aux rations ordinaires de quoi les rendre suffisamment nourrissantes.

Pour atteindre ce but, on mélange les fourrages avec d'autres de qualité supérieure, ou après les avoir préalablement hachés avec du son de froment, de la farine d'orge, des graines cassées, ou des racines cuites, etc.

Il est démontré que la paille et les foins ainsi préparés sont d'un emploi plus économique.

L'avoine doit être additionnée, en outre, de sel, d'un quart au moins de son, d'orge ou de seigle cuit ou cassé.

C'est une mauvaise méthode, quand on a des fourrages de qualités différentes, de faire manger exclusivement, pendant longtemps, ceux de même nature; il faut, au contraire, alterner de telle façon, que le bon fourrage compense le mauvais, surtout dans le cas où le mélange quotidien indiqué plus haut ne pourrait le faire.

C'est dans les années où la nourriture des animaux est mauvaise qu'il faut redoubler les précautions dont on les entoure; on devra donc d'autant mieux les soigner qu'ils seront moins bien nourris.

Les moutons étant ceux qui ont le plus à souffrir d'une alimentation insuffisante et d'une température humide, devront aussi recevoir des soins assidus, des rations meilleures, mieux préparées, et pour boisson, de l'eau rouillée ou ferrée.

Dans ces circonstances, on donne par jour 500 grammes (une livre) de sel par cent têtes de bêtes à laine.

Du batteur et du hache-paille vanneur.— Ces instruments, dont nous avons pu nous rendre compte à l'exposition des produits agricoles, sont appelés à rendre de grands services, en ce qu'ils peuvent annuler les mauvais effets des fourrages vasés ou poudreux.

Cette année, malheureusement, par suite des débordements des rivières, une grande quantité de fourrages naturels principalement seront de très-mauvaise qualité ; les tiges et les feuilles, enveloppées de vase, de rouille, seront non-seulement une mauvaise nourriture, mais encore seront toujours cause prédisposante et occasionnelle de ces maladies épizootiques qui ruinent l'agriculture.

Les propriétaires devront donc prendre toutes les précautions pour en annuler les mauvais effets.

D'abord, ces fourrages seront mis en tas aussi secs que possible sur des fagots, des madriers, de grosses pierres ou tous autres corps assez espacés pour les éloigner du sol, des murailles, et pour établir une ventilation.

Dans les pays où les fourrages sont pour la plus forte partie vasés, le plancher ventilateur de M. Salaville, pour la conservation des grains, pourrait très-bien être également appliqué pour ventiler les fourrages, enlever leur mauvaise odeur, les nettoyer de la poussière.

La ventilation exercée de bas en haut a l'avantage d'aider au mouvement de l'humidité qui, de sa nature, est ascensionnelle.

Le grenier de M. Salaville est donc appelé à rendre de très-grands services en annulant les mauvais effets de tous ces fourrages de mauvaise qualité et en les conservant assez longtemps pour être utilement employés.

Avant de donner ces fourrages aux animaux, ils seront passés par le batteur qui, par ses secousses, détachera sinon toute la vase, au moins la majeure partie.

Un autre instrument viendra compléter cette première opération et débarrasser le fourrage des corps étrangers qu'il pourrait encore conserver. Le hache-paille servira à le diviser, et au moyen du vanneur qui lui est auxiliaire, le fourrage haché sera secoué de manière à ne plus laisser de poussière.

Après ces différentes préparations, les fourrages seront mélangés dans des proportions variables, selon leur plus ou moins mauvaise qualité, à des fourrages ou des pailles de bonne qualité, déposés dans des baquets, des coffres ou des chambres disposées pour ces sortes d'opérations, principalement dans les grandes exploitations. On pourra ajouter les feuilles des fourrages artificiels détachées des tiges, les siliques de colza, de navette, des menues-pailles d'avoine, les résidus des brasseries, des fabriques de sucre, etc. Ces différentes substances seront préalablement nettoyées, exemptes de corps étrangers qui viendraient encore amoindrir la nourriture, puis aspergées d'eau salée. Il faudra avoir égard à la nature des aliments pour la quantité à donner; une nourriture fermentée, acide, en nécessite moins que des aliments mucilagineux, météorisants ou difficiles à digérer. Une trop forte dose affaiblirait les animaux en leur causant des diarrhées. La dose de sel peut se porter pour le cheval à soixante grammes, à quatre-vingt-dix grammes pour le bœuf. On aura le soin d'asperger ces fourrages le matin pour midi, à midi pour le soir, et le soir pour le matin. Avant la distribution, on ajoutera, principalement pour les animaux de travail, du grain cassé ou cuit, du gros son ou des farines.

On pourra améliorer ces mélanges en aspergeant les fourrages d'une dissolution de pain de graine de colza, de navette, de noix : cinq cents grammes à un kilogramme pour quinze à vingt litres d'eau. Cette addition apportée annulerait mieux encore la mauvaise qualité des fourrages; généralement cette manière de donner le pain de graines profite mieux et les animaux mangent avec plus d'avidité les aliments fibreux trempés de cette dissolution.

Avant de rentrer le fourrage dans le grenier ou de le mettre en meule, on devra le battre, le secouer dans la prairie, afin d'enlever la plus forte partie de la vase.

Il ne serait pas inutile d'ajouter par couche de fourrage une certaine quantité de sel marin (sel gris de cuisine), un kilogramme par 150 à 200 kilogrammes de foin.

Dans quelques pays, lorsque le fourrage est avarié, on y ajoute, en le rentrant, une couche de paille à chaque lit de soixante centimètres à un mètre d'épaisseur. La paille absorbe les parties volatiles des plantes; ce mélange donne une nourriture moins nuisible, et généralement est recherché par les animaux.

Sézanne, le 20 juin 1856.

DECOSTE.

CHALONS. — TYP. T. MARTIN.

ÉQUIVALENTS DE LA VALEUR NUTRITIVE DES FOURRAGES.

DÉSIGNATION DES ALIMENTS.	EAU NORMALE dans 100 parties.	AZOTE dans 100 de substances sèches.	AZOTE dans 100 de substance non desséchée.	LA THÉORIE.	BLOCK.	PETRY.	MEYER.	THAER.	PABST.	FLOTTOW.	POHL.	RIEDER.	CEMERHAUSEN.	CRUD.	WEBER.	DOMBASLE.	KRANTZ.	SCHWERTZ.	SCHNÉE.	MIDLETON.	MURRE.	ANDRÉ.	BOUSSINGAULT.
Foin ordinaire de prairies naturelles	11.0	1.34	1.15	100	100	100	100	100	100	100	100	100	100	100	100	100	100	100	100	100	100	100	»
— choisi, de très-bonne qualité	14.0	1.50	1.30	98	»	»	»	»	»	»	»	»	»	»	»	»	»	»	»	»	»	»	»
— — de prairies naturelles	18.8	2.40	2.00	58	108	100	»	»	»	100	»	»	»	»	»	»	»	»	»	»	»	»	»
— débarrassé des tiges les plus ligneuses	14.0	2.44	2.10	55	»	»	»	»	»	»	»	»	»	»	»	»	»	»	»	»	»	»	»
— de luzerne	16.6	1.66	1.38	83	»	90	»	90	100	»	»	90	90	90	90	90	90	100	90	»	»	90	»
Trèfle rouge de deuxième année, coupé en fleur, fané	10.1	1.70	1.54	75	100	90	»	90	100	»	»	»	»	90	»	»	»	100	»	»	»	»	»
— coupé en fleur, vert	76.0	»	0.64	311	430	»	»	450	425	500	450	»	»	»	»	»	»	»	»	»	»	»	»
Paille de froment nouvelle, récolte de 1841 (Alsace)	26.0	0.36	0.27	426	200	360	150	450	300	175	»	500	500	»	»	»	»	»	500	»	»	»	»
Paille de froment ancienne, des magasins militaires de Paris.	8.5	0.53	0.49	235	»	»	»	»	»	»	»	»	»	»	»	»	»	»	»	»	»	»	»
— — partie inférieure de la tige	5.3	0.43	0.41	280	»	»	»	»	»	»	»	»	»	»	»	»	»	»	»	»	»	»	»
— — partie supérieure, l'épi compris.	9.4	1.42	1.33	86	»	»	»	»	»	»	»	»	»	»	»	»	»	»	»	»	»	»	»
Paille de seigle nouvelle, récoltée en Alsace	18.7	0.30	0.24	479	200	500	150	666	350	175	»	»	660	»	»	»	»	»	666	»	»	»	»
— ancienne, des environs de Paris	12.6	0.50	0.42	250	»	»	»	»	»	»	»	»	»	»	»	»	»	»	»	»	»	»	»
Paille d'avoine	21.0	0.36	0.30	383	200	200	150	190	200	175	»	»	193	»	150	»	»	400	182	»	»	»	»
— d'orge	11.0	0.30	0.25	460	193	180	150	150	200	175	»	»	150	»	»	»	»	400	154	»	»	»	»
— de pois	8.5	1.95	1.79	64	165	200	150	130	150	200	90	»	»	»	»	»	»	»	143	»	»	»	»
— de millet	19.0	0.96	0.78	147	»	256	»	»	»	»	»	»	»	»	»	»	»	»	»	»	»	»	»
— de sarrazin	11.6	0.54	0.48	240	»	200	»	»	»	»	»	»	»	»	»	»	»	»	191	»	»	»	»
— de lentilles	9.2	1.18	1.01	114	160	200	»	130	150	»	»	»	»	»	»	»	»	»	»	»	»	»	»
Vesces fauchées en fleurs et fanées	11.0	1.16	1.14	101	»	125	»	»	100	»	»	»	90	90	»	»	»	»	90	»	»	»	»
Fanes de pommes de terre	76.0	2.30	0.55	269	»	300	»	»	»	»	»	»	»	»	»	»	»	»	»	»	»	»	»
Feuilles de betteraves champêtres	88.9	4.50	0.50	230	600	»	»	»	600	»	»	»	»	600	»	»	»	»	»	»	»	»	»
— de carottes	70.9	2.94	0.85	1[illegible]5	»	»	»	»	»	»	»	»	»	»	»	»	»	»	»	»	»	»	»
— et tiges de topinambours	86.4	2.70	0.37	311	»	»	»	»	325	»	»	»	»	»	»	»	»	»	»	»	»	»	»
Choux pommés	92.0	3.70	0.28	411	550	500	250	429	600	600	»	600	600	300	600	»	»	»	»	»	»	»	»
Rutabaga (Alsace), récolte de 1841	91.0	1.83	0.17	676	»	500	»	300	250	»	350	370	350	»	»	»	»	200	»	»	»	350	»
Navets	92.5	1.70	0.13	885	533	600	290	526	450	500	525	525	525	525	500	»	»	450	»	800	667	»	»
Betteraves champêtres, récolte de 1838	87.8	1.70	0.21	548	366	400	250	460	250	300	»	»	460	255	»	261	»	333	»	»	»	»	400
Betteraves blanches de Silésie	85.6	1.43	0.18	669	»	»	»	»	»	»	»	»	»	»	»	220	»	»	»	»	»	»	»
Carottes	87.6	2.40	0.30	382	366	250	225	300	250	»	266	270	266	260	266	397	2[illegible]6	270	»	338	»	»	380
Topinambours, récolte de 1839	79.2	1.60	0.33	548	205	»	»	»	»	»	»	»	»	»	»	»	»	»	»	»	»	»	280
— récolte de 1836	75.5	2.20	0.42	274	»	»	»	»	»	»	»	»	»	»	»	»	»	»	»	»	»	»	»
Pommes de terre, récolte de 1838	75.9	1.50	0.36	319	216	200	150	200	200	250	200	»	»	219	»	187	227	200	»	»	»	»	280
— récolte de 1836	79.4	1.80	0.37	311	»	»	»	»	»	»	»	»	»	»	»	»	»	»	»	»	»	»	»
— conservées dans les silos	76.8	1.18	0.30	383	400	»	»	»	»	»	»	»	»	»	»	»	»	»	»	»	»	»	»
Marc de pommes à cidre, séché à l'air	6.4	0.63	0.59	195	»	»	»	»	»	»	»	»	»	»	»	»	»	»	»	»	»	»	»
Pulpe de betteraves à sucre, sortant de la presse	70.0	»	0.38	305	»	»	»	»	»	»	»	»	»	»	»	»	»	»	»	»	»	»	»
Vesces en grains	14.6	5.13	4.37	26	30	54	»	66	40	»	»	»	»	»	»	»	»	»	»	»	»	»	»
Féverolles	7.9	5.50	5.11	2[illegible]	3[illegible]	54	50	73	40	»	50	»	»	»	»	»	»	»	»	»	»	»	»
Pois jaunes, secs	8.6	4.20	3.84	27	30	54	48	66	40	»	47	»	»	»	»	»	»	»	»	»	»	»	»
Haricots blancs	5.0	4.30	4.58	25	»	39	»	»	»	»	»	»	»	»	»	»	»	»	»	»	»	»	»
Lentilles	9.0	4.40	4.00	29	»	»	»	»	»	»	»	»	»	»	»	»	»	»	»	»	»	»	»
Maïs nouveau	18.0	2.00	1.64	70	»	52	»	»	»	»	»	»	»	»	»	»	»	»	»	»	»	»	59
Sarrazin	12.5	2.40	2.10	55	»	64	»	»	»	»	»	»	»	»	»	»	»	»	»	»	»	»	»
Orge (Alsace), récolte de 1836	13.2	2.02	1.76	65	[illegible]	61	53	76	50	»	»	52	»	»	»	47	»	»	»	»	»	»	»
Farine d'orge des magasins militaires de Paris	13.0	2.46	2.14	54	»	»	»	»	»	»	»	»	»	»	»	»	»	»	»	»	»	»	»
— d'Alsace	13.0	2.20	1.90	61	»	»	»	»	»	»	»	»	»	»	»	»	»	»	»	»	»	»	»
Avoine d'Alsace, récolte de 1838	20.8	2.20	1.74	68	»	71	»	86	60	»	50	55	»	»	»	»	»	»	»	»	»	40	50
— récolte de 1836	12.4	2.22	1.92	60	»	»	»	»	»	»	»	»	»	»	»	»	»	»	»	»	»	»	»
Avoine des magasins militaires de Paris	14.0	1.95	1.70	68	»	»	»	»	»	»	»	»	»	»	»	»	»	»	»	»	»	»	»
Seigle d'Alsace, récolte de 1838	11.5	1.70	1.50	77	33	55	51	71	50	44	38	52	»	»	»	»	65	»	52	»	»	»	»
— récolte de 1836	11.5	2.27	2.00	58	»	»	»	»	»	»	»	»	»	»	»	»	»	»	»	»	»	»	»
Froment d'Alsace, récolte de 1836	10.5	2.33	2.09	55	27	52	46	64	40	»	»	»	»	»	»	»	44	»	»	»	»	»	»
— récolte de 1838	14.5	2.30	2.00	57	»	»	»	»	»	»	»	»	»	»	»	»	»	»	»	»	»	»	»
— Le même, récolté dans un sol fortement fumé	16.6	3.18	2.65	43	»	»	»	»	»	»	»	»	»	»	»	»	»	»	»	»	»	»	»
Farine de froment d'Alsace	12.5	2.60	2.80	41	»	»	»	»	»	»	»	»	»	»	»	»	»	»	»	»	»	»	»
Son frais, arrivant du moulin (Alsace)	37.1	2.18	1.36	85	105	»	»	»	»	»	»	»	»	»	»	»	»	»	»	»	»	»	»
Son des magasins militaires de Paris	13.8	2.77	2.30	50	»	»	»	»	»	»	»	»	»	»	»	»	»	»	»	»	»	»	»
Balles de froment	7.6	0.94	0.85	135	160	»	»	»	»	»	175	»	»	»	»	»	»	»	»	»	»	»	»
Riz de Piémont	13.4	1.39	1.20	96	»	»	»	»	»	»	»	»	»	»	»	»	»	»	»	»	»	»	»
Tourteau de Madia-Savita	11.2	5.70	5.06	23	»	»	»	»	»	»	»	»	»	»	»	»	»	»	»	»	»	»	»
— de lin	13.4	6.00	5.20	22	42	108	»	»	»	»	»	»	57	»	»	»	»	»	»	»	»	»	»
— de colza	10.5	5.50	4.92	23	»	»	»	»	»	»	»	»	»	»	»	»	»	»	»	»	»	»	»
— de chenevis	5.0	4.78	4.21	27	»	»	»	»	»	»	»	»	»	»	»	»	»	»	»	»	»	»	»
— de pavot	6.8	5.70	5.36	21	»	»	»	»	»	»	»	»	»	»	»	»	»	»	»	»	»	»	»
— de noix	6.0	5.59	5.24	22	»	»	»	»	»	»	»	»	»	»	»	»	»	»	»	»	»	»	»
— de faînes	6.2	3.53	3.31	35	»	»	»	»	»	»	»	»	»	»	»	»	»	»	»	»	»	»	»
Glands secs	»	»	0.80	143	»	»	»	»	»	»	»	»	»	»	»	»	»	»	»	»	»	»	»
Marc de raisin desséché à l'air	48.2	3.31	1.71	68	»	62	»	»	75	»	»	»	»	»	»	»	»	»	»	»	»	»	»

www.ingramcontent.com/pod-product-compliance
Ingram Content Group UK Ltd.
Pitfield, Milton Keynes, MK11 3LW, UK
UKHW021034260726
13994UKWH00005B/2151

9 782329 334455